Ga i sôn am ddementia?

Canllaw i'r teulu, i gyfeillion ac i ofalwyr

Jude Welton
Darluniwyd gan Jane Telford

Cyhoeddwyd gyntaf yng Nghymru yn 2019
Y Lolfa Cyf.
Talybont
Ceredigion SY24 5HE
www.ylolfa.com

Cyhoeddwyd gyntaf ym Mhrydain 2013
Jessica Kingsley Publishers
116 Pentonville Road
Llundain N1 9BE
a
400 Market Street, Suite 400
Philadelphia, PA 19106, UDA

www.jkp.com

Data Catalogio wrth Gyhoeddi y Llyfrgell Brydeinig
Mae cofnod catalogio wrth gyhoeddi ar gyfer y llyfr hwn ar gael gan y
Llyfrgell Brydeinig

ISBN: 978-1-78461-730-1

Argraffwyd a rhwymwyd gan Y Lolfa

Mae un o bob chwech dros 80 oed
yn datblygu dementia – yn cynnwys ein tadau ni'n dau.
Mae'r llyfr hwn wedi'i gyflwyno iddyn nhw
– ac i'n mamau, sydd wedi rhannu eu taith.

Can I tell you about...?

*Mae'r gyfres "Can I tell you about...?" yn cynnig cyflwyniadau syml
i nifer o gyflyrau sy'n cyfyngu ar alluoedd pobl. Mae cymeriadau
cyfeillgar yn gwahodd darllenwyr i ddysgu am eu profiadau nhw o fyw
gyda chyflwr penodol, a pha fath o help a chefnogaeth y bydden nhw'n
hoffi ei gael. Mae'r llyfrau hyn yn adnoddau rhagorol i ddechrau
trafodaeth ymhlith y teulu ac mewn ystafelloedd dosbarth.*

llyfrau eraill yn y gyfres "Can I tell you about...?"

Can I tell you about Asperger Syndrome?
A guide for friends and family
Jude Welton
Rhagair gan Elizabeth Newson
Darluniwyd gan Jane Telford
ISBN 978 1 84310 206 9
eISBN 978 1 84642 422 9

Can I tell you about Epilepsy?
A guide for friends, family and professionals
Kate Lambert
Darluniwyd gan Scott Hellier
ISBN 978 1 84905 309 9
eISBN 978 0 85700 648 6

Can I tell you about Selective Mutism?
A guide for friends, family and professionals
Maggie Johnson ac Alison Wintgens
Darluniwyd gan Robyn Gallow
ISBN 978 1 84905 289 4
eISBN 978 0 85700 611 0

hefyd o ddiddordeb
Dementia – Support for Family and Friends
Dave Pulsford a Rachel Thompson
ISBN 978 1 84905 243 6
eISBN 978 0 85700 504 5
Rhan o'r gyfres Support for Family and Friends

Telling Tales About Dementia
Experiences of Caring
Golygwyd gan Lucy Whitman
Rhagair gan Joanna Trollope
ISBN 978 1 84310 941 9
eISBN 978 0 85700 017 0
Cyhoeddwyd yn Gymraeg 2019

Cynnwys

Cyflwyniad

Yng nghyfnod cynnar dementia, mae rhai'n gallu egluro sut brofiad yw bod â'r cyflwr. Ond unwaith y bydd y cyflwr wedi datblygu, byddai'n amhosibl i unrhyw un adrodd ei stori ei hun fel mae Jac yn ei wneud. Ni fyddai Jac mewn gwirionedd yn gallu edrych yn wrthrychol ar ei gyflwr na'i ddadansoddi, na dod o hyd i'r geiriau i ddisgrifio ei feddyliau neu ei deimladau. Felly gyda'r llyfryn hwn, rwy'n gofyn i chi 'roi eich anghrediniaeth i'r naill ochr' a gwrando ar y geiriau y byddai rhywun â dementia yn eu dweud wrthych petai'n gallu eu dweud.

Mae byw gyda dementia yn her i'r rheiny sydd â'r cyflwr, ac i'r rheiny sy'n gofalu amdanyn nhw. Rwy'n gobeithio y bydd geiriau Jac yn help i ddangos sut mae ymddygiad sy'n ymddangos yn rhyfedd ac yn astrus, yn gallu bod yn synhwyrol os gallwn ni ddeall beth mae colli cof yn ei olygu mewn gwirionedd, ynghyd â cholli'ch gallu i feddwl yn glir, i resymu ac i gyfathrebu. Os cymerwn ni le Jac, gallwn geisio deall sut fywyd sydd gan rywun â dementia. Os gallwn ni ddeall hyn, bydd yn haws o lawer i ni allu helpu.

Beth ydym ni'n gallu'i wneud i helpu? Gall meddyginiaeth roi help dros dro i arafu datblygiad mathau penodol o ddementia. Mae cadw i fynd yn gorfforol a chadw'r ymennydd ar waith trwy wneud croeseiriau yn gallu cael effaith bositif. Gallwn drefnu pethau o'u cwmpas mewn sawl ffordd i wneud bywyd yn haws. Ond yr hyn sy'n cael yr effaith fwyaf ar ansawdd bywyd yr un sydd â dementia yw sut rydym yn ymwneud â'r person hwnnw ac yn ymddwyn tuag ato.

Mae angen i ni barchu'r person fel unigolyn, gan sicrhau ei fod yn parhau i deimlo bod rhywun yn gofalu amdano ac yn ei werthfawrogi. Bydd hyn yn golygu cydnabod realaeth nad yw (ar y dechrau o leiaf) yn synhwyrol i ni. Mae pobl â dementia yn colli'r gallu i gofio gwybodaeth newydd, felly fyddan nhw ddim ond yn deall beth sy'n digwydd nawr trwy ddefnyddio'r atgofion sy'n dal i fod ganddyn nhw – o'r gorffennol pell. Efallai eich bod chi'n credu ei bod hi'n wirion fod rhywun mewn oed yn poeni am ei blentyn yn cyrraedd yr ysgol mewn pryd, ac mai gwneud cymwynas ag ef yw tynnu ei sylw at hyn. Ond mewn sefyllfa fel hon, gallai gwneud iddo sylweddoli ei fod yn 'camgymryd' wneud mwy o ddrwg nag o les: bydd yn cynyddu'r gwewyr meddwl, nid yn ei liniaru.

Unwaith y byddwn ni'n derbyn bod yr hyn sy'n ffaith iddyn nhw *yn* ffaith iddyn nhw, gallwn anghofio dadleuon diwerth tebyg i 'O ydi mae o/O na dydi o ddim', a bydd bywyd yn hapusach i'r un sydd â dementia ac i'w ofalwr.

Hyd yn oed os ydym ni'n gwybod (yn ein meddyliau ni sy'n gweithio'n iawn) nad yw'r hyn y mae'r un â dementia yn ei feddwl yn 'gywir', mae'n haws mynd gyda'r llif, a chytuno fel pe baem ni'n 'gwybod beth mae ef yn ei olygu'. Mae hyn yn gallu bod yn anodd ei dderbyn neu ei wneud, ond mae'n gwneud gwahaniaeth mawr i'w les ef (ac i'n lles ni). Rwy'n cofio gwylio fy ngŵr fel petai'n cael sgwrs fywiog â'i fam, a hithau yng nghyfnod olaf dementia gyda chyrff Lewy (t. 44). Pe baech yn gwrando ar eu geiriau, doedden nhw ddim yn gwneud synnwyr, ond roedd arwyddion sgwrs yn amlwg trwy nòd ac ambell bwt, cyffwrdd â dwylo'i gilydd a gwenu'n awgrymog. Roedd fy ngŵr wedi mynd i fyd ei fam ac wedi cysylltu â hi: roedd hi fel petai'n mwynhau sgwrs frwd.

Mae dysgu sut i wrando a sylwi, darganfod ffyrdd i dawelu meddwl neu dynnu sylw, dysgu peidio â thynnu'n groes na mynd benben ond yn hytrach arwain sgwrs at destunau sy'n gwneud i'r person ymlacio a bod yn hapus, deall ac ymdopi ag ymddygiad anarferol oherwydd problemau sy'n deillio o resymu neu gofio, meddwl am weithgareddau boddhaol maen nhw'n gallu eu mwynhau, eu cadw'n ddiogel ac 'ar y trywydd iawn' (eu hatgoffa'n dawel pa ddiwrnod yw hi os byddan nhw'n ddryslyd, er enghraifft) ... mae'r cyfan yn gofyn am oddefgarwch, creadigrwydd, stamina, synnwyr digrifwch a thomen o amynedd! Mae'n gallu bod yn hynod flinedig yn emosiynol ac yn gorfforol. Ond nid yw pethau'n ddu i gyd: mae'n bosibl parhau i gael hwyl ac i chwerthin.

Os ydych chi'n gofalu am rywun â dementia, gwnewch yn siŵr eich bod yn gofalu amdanoch chi eich hun, trwy chwilio am help, cefnogaeth ac arweiniad, trwy rannu'r gofalu a chymryd seibiant. Nid yw'n bosibl gofalu am rywun â dementia ar eich pen eich hun. Edrychwch ar y mudiadau ar tt. 46–48, a pheidiwch â bod ag ofn gofyn am help.

Bydd stori pawb yn unigryw. Bydd profiadau rhywun â dementia yn dibynnu ar ffactorau amrywiol, gan gynnwys y math o ddementia sydd ganddo, y math o bersonoliaeth sydd ganddo, ac ansawdd ei gefnogaeth. Ond rydw i'n gobeithio y bydd stori Jac yn eich helpu chi i ddeall sut brofiad yw dementia i rywun rydych chi'n gofalu amdano, er mwyn i chi gael dylanwad cadarnhaol ar ei fywyd.

Nawr, drosodd at Jac ...

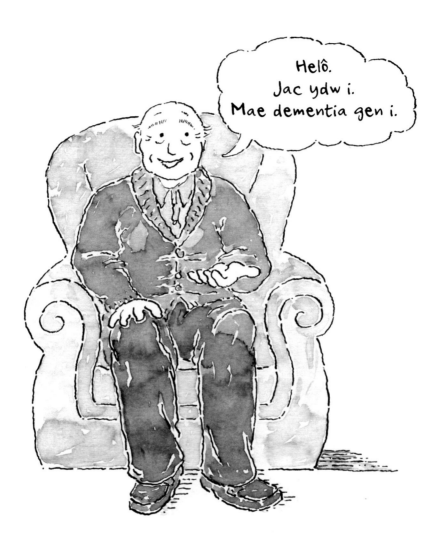

"Colli cof sydd wrth wraidd y cyfan.
Alla i ddim cofio dim byd newydd, ac mae
hen atgofion yn diflannu hefyd."

DYMA JAC, SYDD Â DEMENTIA

"**M**ae dementia gen i ers rhai blynyddoedd bellach. Mae gen i glefyd Alzheimer, y math mwyaf cyffredin o ddementia. Mae yna fathau eraill o ddementia,[1] ond maen nhw i gyd yn gwneud niwed i'r ymennydd fel nad ydi o'n gallu gweithio fel y byddai'n gwneud o'r blaen.

Mae'n od; weithiau rydw i'n gallu cofio pethau a ddigwyddodd ymhell, bell yn ôl – ond alla i ddim cofio beth ddywedodd rhywun ddau funud yn ôl neu beth wnaeth o neu hi. Does dim yn aros. Mae atgofion pell yn dechrau diflannu hefyd. Erbyn hyn dydw i ddim yn deall pethau oedd yn arfer bod yn hawdd i mi eu deall. Mae penderfynu a gwneud tasgau pob dydd yn anodd i mi. Rydw i'n cael trafferth cyfathrebu hefyd.

Does ryfedd ei fod yn effeithio ar fy hwyliau. Dydi'r byd ddim yn gwneud synnwyr bellach. Rydw i weithiau'n teimlo'n ofnus, yn gymysglyd, yn flin ac yn rhwystredig os ydw i'n methu cofio beth roeddwn i'n mynd i'w ddweud, neu os ydw i'n methu deall beth sy'n digwydd, neu gofio pwy ydi pwy.

Mi sonia i wrthoch chi sut mae dementia wedi effeithio arna i dros y blynyddoedd diwethaf. Mi beidiodd rhai problemau, fel crwydro, ar ôl ychydig. Mae problemau eraill, fel colli cof, wedi gwaethygu.

Mi ddyweda i wrthoch chi am y pethau sydd wedi fy helpu i deimlo'n dda, ac sydd wedi fy helpu i gysylltu â'r hen 'fi'. Pethau fel hel atgofion am bêl-droed, gwylio hen ffilmiau a chanu caneuon o'r hen ddyddiau.

Rydw i wedi cael bywyd da a hir. Bues i'n gwasanaethu yn yr Ail Ryfel Byd. Roeddwn i'n arfer rhedeg fy musnes fy hun. Roeddwn i'n falch iawn o ofalu am fy ngwraig a'r teulu. Rŵan rydw i'n gorfod dibynnu ar bobl eraill i ofalu amdana i. Ond rydw i'n dal i fod yn unigolyn, ac mae angen parch arna i. Jac ydw i o hyd."

---

[1] Mae disgrifiad o fathau eraill o ddementia ar tt. 43–45.

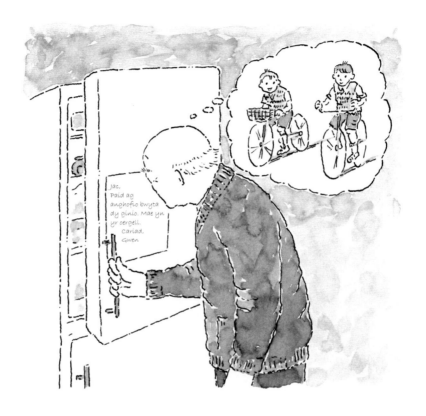

"Roeddwn i'n arfer mynd ar fy meic i'r siop i Mam a Dad. Dydi pethau fel yna o'r gorffennol ddim bob amser yn teimlo fel 'atgof'. Maen nhw'n teimlo fel petaen nhw'n digwydd rŵan."

COLLI FY NGHOF – AR YN ÔL

"Yr arwydd cyntaf a ges i fod rhywbeth o'i le oedd pan fyddwn i'n cael pyliau o fethu cofio. I ddechrau roedd fy ngwraig a minnau'n meddwl mai ychydig o anghofrwydd oedd hyn – rydych chi'n disgwyl hynny a chithau'n 80 oed! Ond wedyn dechreuais i ddrysu. Yn aml, doeddwn i ddim yn gallu cofio pa ddiwrnod oedd hi, roeddwn i'n colli pethau drwy'r amser, byddwn i'n mynd ar goll ac roeddwn i'n methu cofio beth roedd pobl wedi'i ddweud wrtha i. Roedd yn codi ofn arna i. Mi aethon ni i weld y meddyg. Roedd gen i glefyd Alzheimer.

Mae sut rydych chi'n colli eich cof ychydig yn wahanol, yn ôl pa fath o ddementia sydd gennych chi. Gyda chlefyd Alzheimer mae i'w weld yn dechrau pan mae'r ymennydd yn methu derbyn gwybodaeth newydd a'i chofio. Byddwn i'n anghofio pethau oedd newydd ddigwydd, er fy mod i'n cofio'n iawn beth wnes i pan oeddwn i'n fachgen.

Gydag amser, rydw i wedi anghofio mwy a mwy. Yn raddol rydw i'n anghofio popeth rydw i wedi'i ddysgu ers fy mhlentyndod. Oherwydd y newidiadau yn fy ymennydd, mi fydda i'n dad-ddysgu popeth rydw wedi'i ddysgu, ar yn ôl yn bennaf.[2]

Gallwch feddwl amdano'n digwydd fel hyn: meddyliwch amdanoch chi'n ysgrifennu dyddiad heddiw ar fwrdd du, ac yna'n ysgrifennu pob blwyddyn ar yn ôl nes cyrraedd blwyddyn fy ngeni – 2018, 2017, 2016, 2015 … yr holl ffordd yn ôl i 1929. Rŵan dychmygwch rywun yn dileu popeth gan ddechrau gyda 2018 a mynd yn ôl i 1929. Yr atgofion olaf a fydd gen i fydd y rhai cynharaf."

---

[2] Mae'r dilyniant hwn o golli cof o'r 'diweddaraf hyd y cynharaf' yn egluro pam mae rhai pobl yng nghyfnod olaf dementia yn dechrau defnyddio'r iaith a ddysgon nhw pan oedden nhw'n blant, hyd yn oed os oedden nhw wedi symud i fyw dramor yn ddiweddarach ac wedi dysgu iaith newydd.

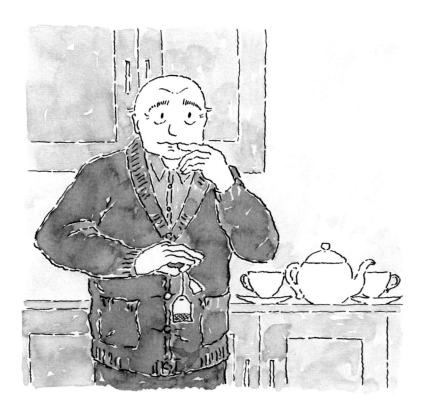

"Roeddwn i'n methu hyd yn
oed gwneud paned o de."

BYWYD HEB ATGOFION

"Rydych yn cymryd eich cof yn ganiataol nes y byddwch chi'n dechrau ei golli. Ond i fyw eich bywyd, ac i wneud synnwyr o bethau, mae angen eich cof arnoch chi. Nid dim ond rhywbeth sy'n cofio ffeithiau a ffigurau ydi'r cof. Hwn sy'n gadael i chi gofio enwau pobl a'u hwynebau, cofio ble rydych chi'n byw, cofio sut i fynd adref – a hyd yn oed cofio pryd i fwyta neu sut i wisgo. Mae angen eich cof arnoch chi hyd yn oed i gofio pwy ydych chi.

Mae eich cof fel storfa o bopeth rydych chi wedi'i wneud neu wedi'i ddysgu ar hyd eich oes. Ac o ganlyniad i fy nghlefyd Alzheimer, mae'r storfa honno'n cael ei gwagio'n raddol.

Rydw i'n byw fy mywyd fesul munud, heb gof i blethu'r holl funudau gyda'i gilydd a rhoi ystyr iddyn nhw. Rydw i wedi colli'r synnwyr o ble ydw i mewn amser, felly rydw i'n colli'r dyfodol yn ogystal â'r gorffennol. Oherwydd colli fy nghof, cefais fy rhwystro rhag gallu cynllunio pethau, neu edrych ymlaen at bethau, neu gadw golwg ar bethau rydw i'n eu gwneud.

Os nad ydych chi'n gallu cofio pethau newydd, allwch chi ddim cofio beth sydd newydd ddigwydd neu beth sydd i fod i ddigwydd nesaf. Pan gawson ni deledu newydd, allwn i byth ddysgu sut i'w droi ymlaen – waeth sawl gwaith y dangosai fy mab i mi sut oedd gwneud. Byddwn i'n anghofio cam 1 erbyn ei fod o ar gam 2.

Ond nid dim ond dysgu pethau newydd sydd wedi mynd yn amhosibl. Rydw i wedi anghofio sut mae gwneud pethau fyddwn i'n arfer eu gwneud bob amser. Byddwn i wrth fy modd yn coginio, ond yn y man doedd coginio ddim yn bosibl. Byddwn i'n rhoi'r sosban ar y stof, ac yn anghofio amdani. Mi fyddwn i'n troi'r nwy ymlaen ac yn anghofio'i danio. Roedd hi'n beryglus."

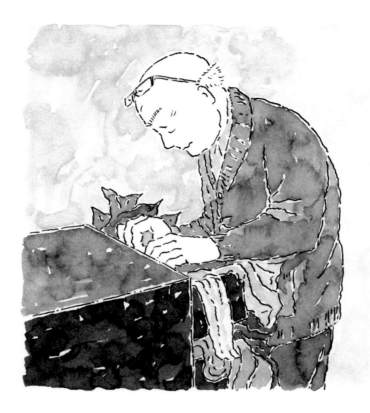

"Byddwn i'n anghofio o hyd ble roeddwn i wedi rhoi pethau, felly byddwn i'n eu rhoi nhw mewn lle 'diogel'. Yna fyddwn i ddim yn gallu cofio ble roeddwn i wedi'u rhoi nhw."

COLLI GALLUOEDD

"Mae mynd ychydig yn anghofus wrth fynd yn hŷn yn beth normal. Ond mae dementia yn gwneud yr anghofrwydd yn waeth ac yn gwneud bywyd yn wirioneddol anodd. Roedd gen i gof ardderchog. O raid: roeddwn i'n rhedeg fy musnes fy hun, ac yn gyfrifol am nifer o bobl. Ond byddwn i'n anghofio ble roeddwn i wedi gadael pethau. Ar y dechrau, byddwn i'n rhoi'r bai ar fy ngwraig. Roeddwn i'n meddwl ei bod hi'n cuddio pethau. Mae'n debyg na fedrwn i wynebu'r ffaith mai fi oedd yn gyfrifol.

Roeddwn i'n gwybod bod rhywbeth o'i le go iawn un diwrnod pan oeddwn i'n siopa yn y dre gyda fy ngwraig. Roedden ni wedi mynd i'n ffordd ein hunain ac i fod i gyfarfod wrth y car, ond allwn i ddim cofio ble roedden ni wedi parcio – er ein bod ni'n parcio yn yr un lle ers blynyddoedd. Dydw i erioed wedi dysgu sut i ddefnyddio un o'r ffonau symudol yna, felly roeddwn i'n methu ei ffonio hi. Roeddwn i ar goll yn lân. Mi ges i help gan rywun dieithr.

Yn fy ngwaith roedd yn rhaid i mi ddadansoddi gwybodaeth newydd a phenderfynu'n gyflym, ond dechreuodd hynny fod yn anodd iawn. Gwnaeth hynny i mi deimlo'n orbryderus iawn, a dechreuais i golli diddordeb mewn pethau.

Mae colli fy nghof yn golygu 'mod i'n methu penderfynu, rhesymu na meddwl am ganlyniadau. I allu pwyso a mesur a phenderfynu, mae'n rhaid gallu cadw llawer o wybodaeth yn eich pen ar yr un pryd a'i dadansoddi. Mae fy ymennydd i'n methu gwneud hynny mwyach. Er enghraifft, alla i ddim penderfynu a yw fy ymddygiad i'n briodol ai peidio. Efallai y bydda i'n ymddwyn mewn ffordd y byddech chi'n ei hystyried yn ddigywilydd. Roeddwn i bob amser yn falch fy mod i'n gwrtais. Fyddwn i byth yn bwriadu bod yn ddigywilydd. Deallwch hynny, os gwelwch yn dda."

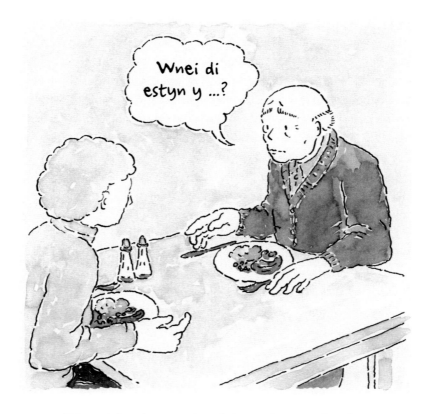

"Yn eitha buan, byddwn i'n anghofio enwau pethau yn aml! Roedd hynny'n rhwystredig iawn."

COLLI GEIRIAU

"Aeth fy ngallu i ddefnyddio geiriau wrth gyfathrebu yn raddol waeth. I ddechrau, byddwn i'n anghofio enwau pethau. Fel 'brwsh dannedd'. Roeddwn i'n gwybod beth oedd pwrpas brwsh dannedd, ac yn gwybod sut i'w ddefnyddio, ond allwn i ddim yn fy myw gofio beth oedd ei enw. Yn y cyfnod yna roeddwn i'n gallu deall y rhan fwyaf o'r hyn roedd pobl yn ei ddweud wrtha i, ond allwn i ddim cofio'r gair roeddwn i'n chwilio amdano pan oeddwn i am ddweud rhywbeth. Roedd hynny'n gwneud i mi deimlo'n rhwystredig iawn.

Daeth sgwrsio'n anodd, oherwydd roeddwn i'n methu cofio beth roedd rhywun wedi'i ddweud. Neu pa gwestiwn roedden nhw wedi'i ofyn. Neu beth roeddwn i newydd ei ddweud. Weithiau fyddwn i ddim yn adnabod yr un oedd yn siarad â mi, er ei bod fel petai ef neu hi yn fy adnabod i. Hyd yn oed os oeddwn i'n gwylio gêm bêl-droed ar y teledu, allwn i ddim sôn llawer amdani, gan fy mod i'n methu cofio beth oedd newydd ddigwydd neu beth oedd y sgôr.

Yn nes ymlaen, dechreuais i siarad llai. Doeddwn i ddim yn gwybod sut i ddechrau sgwrs, a byddwn i'n dweud dim ond rhyw dameidiau o frawddegau. Erbyn hyn, roeddwn i'n methu deall yn aml beth roedd pobl yn sôn amdano.

Yn y cyfnodau olaf, efallai bydda i'n peidio â siarad. Efallai na fydda i'n gallu dweud wrthoch chi a ydw i mewn poen neu'n anghyfforddus, neu beth sydd wedi fy ypsetio – neu hyd yn oed 'mod i'n methu gweld yn iawn efo fy sbectol. Felly efallai y bydd angen i chi ddatrys y pethau hynny heb help fy ngeiriau i.

Dydi rhai pobl sy'n byw yn y cartref gofal rydw i ynddo rŵan ddim yn dweud geiriau. Dim ond sŵn mae rhai yn ei wneud. Yn arbennig os ydyn nhw mewn gwewyr neu'n ddryslyd – maen nhw'n gwneud synau llawn cynnwrf. Ac mi allen nhw daro rhywun. Dychmygwch petaech chi am ddweud wrth rywun, 'Ewch o 'ma!', ond does gennych chi ddim geiriau. Sut fyddech chi'n cyfleu hynny?"

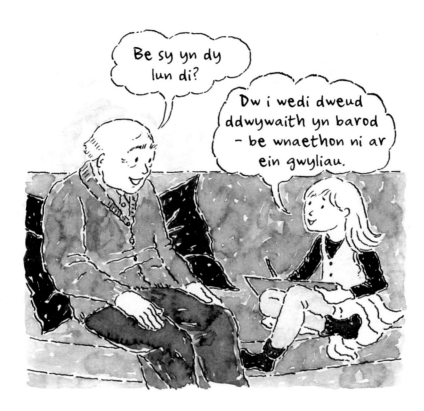

"Os bydda i'n gofyn yr un cwestiwn drosodd a throsodd, mae hyn oherwydd does dim byd newydd yn aros yn fy ymennydd."

DEFNYDDIO GEIRIAU

"Un o'r pethau cyntaf roedd pobl yn sylwi arno oedd fy mod i'n dechrau fy ailadrodd fy hun. Gall hynny fod yn ddiflas iawn i bobl eraill, ond doeddwn i ddim yn hapus iawn chwaith! Os nad ydych chi'n gallu cofio beth sydd wedi'i ddweud, ac rydych chi'n synhwyro bod rhywun yn gwylltio efo chi, mae'n gwneud i chi deimlo'n ddwl ac weithiau'n flin.

Pan ddechreuais i deimlo'n ofnus ac ar goll yn y byd, dechreuais i ofyn yr un peth drosodd a throsodd i fy ngwraig, i dawelu fy meddwl. Roeddwn i'n methu cofio gofyn y cwestiwn, ac roeddwn i'n methu cofio'r ateb. Mae'n rhaid bod hyn yn ei gwneud hi'n benwan, ond byddai hi'n trio meddwl am ateb a fyddai yn fy modloni. Weithiau byddai'n ysgrifennu'r ateb ar gerdyn ac yn ei ddangos i mi.

O dro i dro, mi fydda i'n rhegi. Fyddwn i byth yn arfer rhegi, ond rydw i wedi cael ambell bwl ac wedi dweud geiriau anweddus iawn. Mae clefyd Alzheimer wedi bod yn dwyn fy ngallu i feddwl am beth rydw i'n ei ddweud neu i ystyried effaith yr hyn a ddyweda i. Dydw i ddim yn gwybod sut i fod yn ystyrlon erbyn hyn. Cofiwch os gwelwch yn dda, os ydw i'n dweud rhywbeth digywilydd, dydw i ddim yn bwriadu ei ddweud. Mae'n rhan o fy nghyflwr i.

Weithiau rydw i'n siarad fel pe bai rhywbeth o'r gorffennol yn digwydd nawr – ac felly mae, yn fy meddwl i! Weithiau mae pobl yn meddwl 'mod i'n rwdlan os bydda i'n dweud 'Rydw i'n hwyr i'r gwaith!' neu 'Diffodd y golau 'na! Maen nhw'n mynd i'n bomio ni!' Gallai hynny ymddangos yn ffwlbri, ond dydi hyn ddim yn ffwlbri i mi. Weithiau mae atgof o bell yn ôl yn dod i'r fei yn fy ymennydd, ac mae'n teimlo fel pe bai'n digwydd rŵan. Os ydi pobl yn gwrth-ddweud beth rydw i'n ei ddweud, dydw i ddim yn hoffi hynny. Mae'n fy ngwneud i'n ffwndrus ac yn achosi gwewyr."

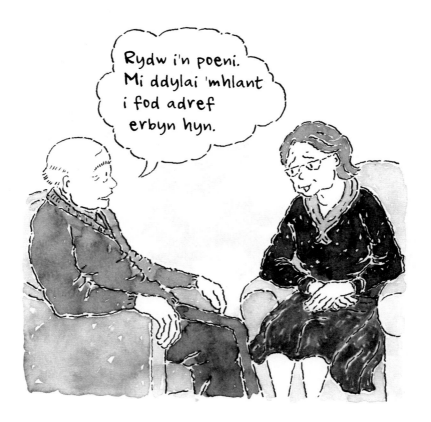

"Mae'r gorffennol a'r presennol wedi dod yn un i mi. Gallai fy nheimladau i gysylltu â phrofiad o'r gorffennol sydd fel pe bai'n digwydd rŵan."

TEIMLADAU A HWYLIAU

"Mae'n ddigon naturiol fod dementia wedi effeithio ar fy hwyliau. Roeddwn i'n arfer bod yn eitha didaro, ond ers imi gael clefyd Alzheimer, rydw i wedi bod yn flin, yn drist, gyda fy mhen yn fy mhlu, yn ddifater, yn ddryslyd, yn orbryderus ac yn amheus. Weithiau mae fy nheimladau wedi'u cymysgu'n lân, ac weithiau'n mynd o'r naill begwn i'r llall. Mi alla i fod wedi fy ypsetio'n fwyaf sydyn, ac yna anghofio beth oedd wedi fy ypsetio. Weithiau mi fydda i'n teimlo bod pryderon yn perthyn i bethau ddigwyddodd ymhell yn ôl – ond mae'n teimlo fel pe baen nhw'n digwydd rŵan.

Roeddwn i'n orbryderus ar y dechrau pan oeddwn i'n ymwybodol fod pobl yn cofio pethau roeddwn i'n methu eu cofio. Allwch chi ddychmygu sut mae'n teimlo pan mae pobl yn cofio beth roeddech chi yn ei wneud a chithau'n methu gwneud hynny? Dychmygwch sut beth ydi rhywun yn gofyn i chi ble rhoesoch chi allweddi'r tŷ, ac yn mynnu eu bod nhw wedi gweld yr allweddi gennych chi, a chithau'n methu cofio'u gweld nhw. Rydych yn teimlo'n gymysglyd ac yn ddiwerth.

Dydi fy emosiynau i ddim bob amser yn rhai negyddol. Byddwn i'n arfer mwynhau cael rhywun i fynd am dro efo fi. Pan mae fy ngwraig yn eistedd efo fi, yn mwytho fy llaw ac yn sgwrsio'n dawel, rydw i'n teimlo'n fodlon braf ac yn gysurus. Pan fyddwn ni'n canu gyda'n gilydd, byddaf yn teimlo fy hun yn bywiogi ac yn hapus. Pan fydda i'n edrych ar y pysgod yn y tanc, bydda i'n teimlo'n dawel. Pan fydda i'n bwyta pryd blasus o gyw iâr a sglodion, neu yn cael fy hoff fferins gan fy ngwraig, mae'n deimlad pleserus.

Does gen i ddim teimladau o euogrwydd neu gywilydd. Cyn cael dementia mi fyddai'r hyn rydw i'n ei wneud rŵan, fel rhegi, yn codi cywilydd arna i. Ond i deimlo cywilydd neu euogrwydd mae'n rhaid i chi fod â'r gallu i ddadansoddi'ch ymddygiad a meddwl yn ddwys amdano, ac mae fy ymennydd yn methu gwneud hynny rŵan."

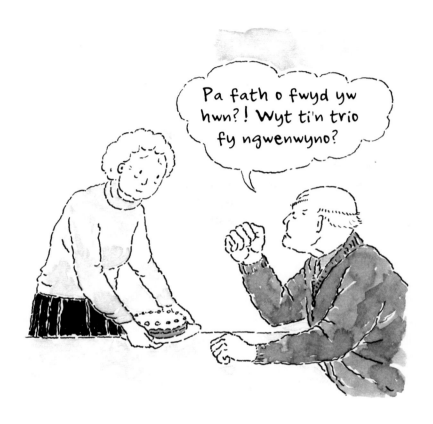

"Rydw i wedi bod yn amau fy ngwraig ac yn ymosodol tuag ati. Doeddwn i ddim felly o'r blaen. Mae'n erchyll. Y rheswm am hynny yw oherwydd 'mod i'n methu deall beth sy'n digwydd."

DANGOS FY NHEIMLADAU

"Hyd yn oed pan fydda i wedi colli'r gallu i ddweud beth rydw i'n ei feddwl ac yn ei deimlo, mae osgo fy nghorff, fy ystumiau a'r pethau rydw i'n eu gwneud yn dangos fy nheimladau. Os nad ydw i'n gallu dweud wrthoch chi beth ydi'r broblem, bydd angen i chi drio deall ystyr fy ymddygiad. Mae hynny'n gallu'ch helpu i ddelio ag unrhyw her.

Byddwn i'n arfer cerdded o gwmpas y tŷ pan fyddwn i'n teimlo'n orbryderus neu wedi cynhyrfu. Byddwn i'n dilyn fy ngwraig o gwmpas, ac yn cerdded yn ôl ac ymlaen at y drws, drosodd a throsodd. Byddai rhywun yn cynnig mynd â fi am dro yn helpu i fy nhawelu. Byddai'r ymarfer corff yn gwneud i mi deimlo'n well ac yn aml byddwn yn anghofio beth oedd wedi fy ypsetio.

Weithiau bydda i'n cuddio pethau, hyd yn oed bwyd. Bydda i'n amau pawb. Meddyliwch sut fyddai hi os na fyddech chi'n gwybod pwy oedd pwy – mi fyddech chithau'n amau pawb hefyd. Weithiau dydw i ddim yn adnabod fy ngwraig hyd yn oed.

Rydw i wedi bod yn ymosodol yn gorfforol, doeddwn i *byth* yn ymosodol o'r blaen. Os ydi rhywun yn trio fy rhwystro i rhag mynd i rywle, neu'n trio gwneud i mi symud pan dydw i ddim eisiau gwneud hynny, mi alla i gael ofn a'u gwthio nhw oddi yno neu eu taro. Os ydi rhywun yn siarad â mi mewn llais cas, neu os ydw i'n edrych arno ac mae'n fy atgoffa i o rywun wnaeth fy mrifo i yn y gorffennol, mi alla i deimlo ei fod yn fy mygwth ac mi wna i drio'i daro i fy amddiffyn fy hun.

Triwch ddeall, os gwelwch yn dda, mai fy ymennydd yn camddehongli beth sy'n digwydd sy'n achosi amheuaeth, ofn a theimladau ymosodol, oherwydd 'mod i'n cael trafferth cofio pethau a'u deall. Dydi pawb sydd â dementia ddim yn ymosodol. Ond os ydi o neu hi'n ymddwyn felly, mae angen i ofalwyr drio deall a rhagweld beth sy'n achosi'r ymosodiadau, a pharatoi er mwyn cadw pawb yn ddiogel."

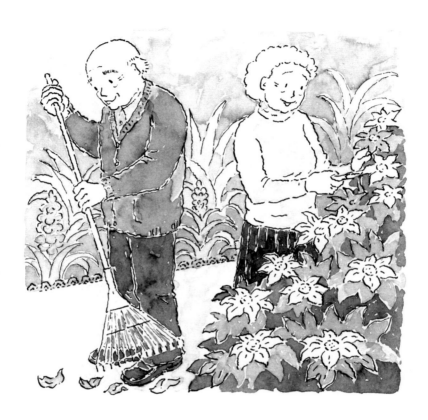

"Mae parhau i wneud pethau tra medrwch
chi yn beth da. Wrth arddio gyda fy ngwraig,
byddwn i'n mwynhau'r ymarfer corff, yr awyr
iach, y gwmnïaeth a'r teimlad o lwyddiant."

COLLI SGILIAU BYWYD

"Rydw i'n anghofio'n raddol sut mae gwneud pethau fel gwisgo amdanaf a dadwisgo, ymolchi, siafio, coginio – hyd yn oed mynd i'r toiled a bwyta. Rydw i'n tueddu i golli'r rhain ar yn ôl, nes yn y diwedd efallai na fydda i'n cofio mwy nag oeddwn i pan oeddwn i'n fabi.

Yn y cyfnod cynnar, byddai fy ngwraig yn fy annog i wneud rhestri a chadw dyddiadur o bethau i'w gwneud. Byddai'n rhoi nodiadau i fy atgoffa ar yr oergell a labeli a lluniau arnyn nhw ar ddroriau i fy atgoffa lle roedd y cyllyll a ffyrc, ac ati. Roedd hyn i gyd yn helpu i fy nghadw i ar y trywydd iawn.

Bydden ni'n gwneud tasgau yn y tŷ gyda'n gilydd, fel y gallai fy ngwraig ddangos i mi beth i'w wneud. Byddwn i'n golchi'r llestri, a hithau'n eu sychu. Byddai'n fy annog i wneud pethau fel cyweirio'r gwely, plygu'r dillad newydd eu golchi a gweithio yn yr ardd. Mae gwneud pethau tra medrwch chi yn beth da, gan ei bod hi'n bwysig teimlo'n abl ac yn ddefnyddiol.

Dechreuais gael 'damweiniau' wrth fynd i'r toiled. Weithiau byddwn i'n ddryslyd, ac yn camgymryd y bin sbwriel am y toiled, yn arbennig yn y nos. Roedd hynny'n anodd iawn i fy ngwraig. Aeth hi â'r fasged oddi yno, a gadael y golau ymlaen yn y toiled, fel y byddai'r golau yn fy nenu pe bawn i'n deffro. Roedd hynny'n help.

Yn y bore byddai fy ngwraig yn rhoi fy nillad ar y gwely yn y drefn roeddwn i'n eu rhoi amdanaf. Roedd hynny'n help i mi wisgo amdanaf yn annibynnol. Yn nes ymlaen roedd rhaid iddi eu hestyn i mi yn y drefn gywir. Erbyn hyn mae'r gofalwyr yn fy helpu i wisgo.

Er 'mod i'n colli'r sgiliau hyn, a bod angen llawer o help arna i, rydw i'n mwynhau cael fy annog yn dawel fach i wneud pethau tra medra i. Rydw i'n gallu cribo fy ngwallt o hyd os ydi rhywun yn dechrau gwneud hynny i mi!"

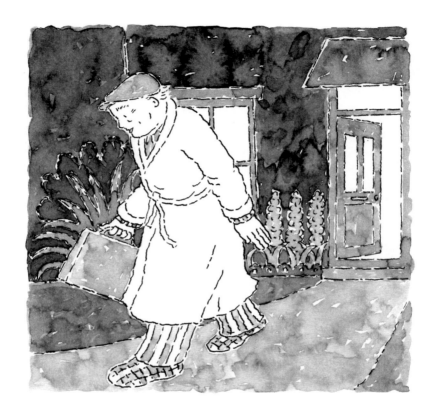

"Mi es i drwy gyfnod o godi yn y nos a
gwisgo amdanaf. Roedd hyn yn dipyn o
her i'r teulu ar y pryd."

AFLONYDDWCH, METHU CYSGU A CHRWYDRO

"Rydw i wedi bod yn berson gweithgar erioed. Ac wrth i'r dementia afael ynof i, byddwn i'n aflonydd yn aml. Roedd gen i ysfa i gerdded yn ôl ac ymlaen.

Weithiau byddwn i'n mynd at y drws ffrynt, a byddai fy ngwraig yn gofyn i ble roeddwn i'n mynd. Byddwn i'n dweud: 'I'r gwaith, wrth gwrs. All y busnes yna ddim parhau hebddo i.' Daeth i ddysgu nad oedd dweud fy mod i wedi gorffen gweithio flynyddoedd yn ôl yn helpu. Yn hytrach byddai'n dweud, 'Mae'n iawn. Mae James (ein mab) yn gofalu am y busnes heddiw. Mae angen dy help di arna i i weithio yn yr ardd.' Roedd hynny fel arfer yn fy modloni i, ac mi fydden ni'n mynd allan ac yn garddio.

Rydw i wedi cael ychydig o drafferth cysgu. Os bydda i'n deffro yn y nos, efallai y bydda i'n meddwl ei bod hi'n ganol dydd. Roeddwn i'n arfer gwisgo amdanaf yn y nos. Roedd hyn yn gwneud i fy ngwraig fod yn flinedig iawn. Dechreuodd hi roi fy nillad dydd i o'r neilltu, fel y byddwn yn llai tebygol o feddwl am wisgo amdanaf.

Mi es i drwy gyfnod o fod yn aflonydd ac yn ddryslyd iawn gyda'r nos ('syndrom y machlud' yw'r enw ar hyn) ac mi fyddwn i'n 'crwydro' yn y nos hyd yn oed. Un noson daeth yr heddlu o hyd i mi: roeddwn wedi mynd yn ôl i fy hen swyddfa! Doeddwn i ddim yn sylweddoli bod dim o'i le, felly doeddwn i ddim yn poeni, ond roedd yn hunllef i'r teulu.

Dydw i ddim yn ymwybodol pryd fydda i'n fy rhoi fy hun mewn perygl, felly mae pobl eraill yn gorfod gofalu 'mod i'n ddiogel. Gosododd fy meibion larymau fel bod fy ngwraig yn gwybod pryd byddwn i wedi codi o 'ngwely. Mi newidion nhw gloeon y tŷ. Yn fy nghôt, mi roeson nhw gerdyn 'rhybudd dementia' ac arno rifau cyswllt mewn argyfwng, a theclyn olrhain hyd yn oed."

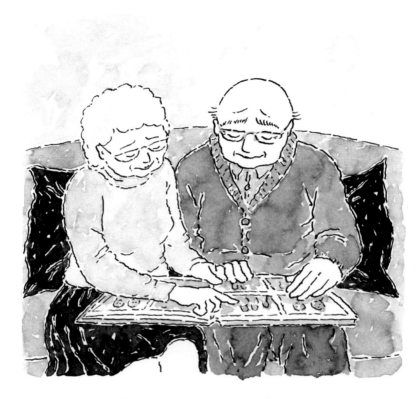

"Gwnaeth fy ngwraig lyfr lloffion o atgofion.
Roedd hwn yn help i ddod â'r hen amser yn ôl,
er mwyn i ni gael sgwrsio a chwerthin
am yr hen ddyddiau."

SUT I HELPU: SIARADWCH Â FI

"**W**rth i'r dementia ddatblygu, mae'n fwy a mwy anodd i mi ddechrau sgwrs, felly helpwch fi trwy ddechrau sgwrsio. Mae edrych ar hen luniau a phethau o'r gorffennol yn gallu helpu i ysgogi atgofion.

Da chi, peidiwch â gofyn cwestiynau cymhleth na gofyn i mi wneud dewisiadau cymhleth. Cadwch bethau'n syml pan fyddwch chi'n siarad â mi. Siaradwch yn glir. Gofalwch eich bod chi'n cael fy sylw i cyn i chi siarad, a rhowch ragor o amser i mi ddod i ddeall eich geiriau.

Os gwelwch yn dda, peidiwch â sibrwd wrth bobl eraill o 'mlaen i. Gallai hyn wneud i mi deimlo'n amheus ac o dan fygythiad. Efallai y bydda i'n teimlo eich bod chi'n dweud pethau cas amdana i. A defnyddiwch lais tawel. Mi fydda i'n teimlo'n ofnus os ydych chi'n codi eich llais. Peidiwch â dod ataf o'r tu ôl a siarad â mi. Mae hynny'n gallu fy nychryn i hefyd.

Os nad ydi o'n bwysig o ran diogelwch, peidiwch â fy ngwrth-ddweud i na fy nghywiro i pan fydda i'n dweud rhywbeth y byddwch chi'n meddwl ei fod yn wirion, ddim ond am eich bod chi'n meddwl nad ydi o'n wir. Os bydda i'n dweud, 'Rhaid i mi ddal y trên i Gaerdydd', efallai y bydda i'n meddwl bod 'rŵan' 50 mlynedd yn ôl, a 'mod i ar fy ffordd i gyfarfod busnes. Felly mae'n wir – i mi. Mae'n fy helpu i deimlo'n well os ydych chi'n cytuno â mi – hyd yn oed os nad ydych chi.

Os bydda i'n eistedd, eisteddwch efo mi os gwelwch yn dda neu plygwch i lawr ata i pan fyddwch chi'n siarad â mi. Mae cael rhywun yn sefyll uwch fy mhen yn gallu teimlo'n fygythiol. Peidiwch â siarad uwch fy mhen i fel pe na bawn i yno – mae'n bwysig i mi deimlo fy mod i'n cael fy mharchu ac yn cael fy nghynnwys."

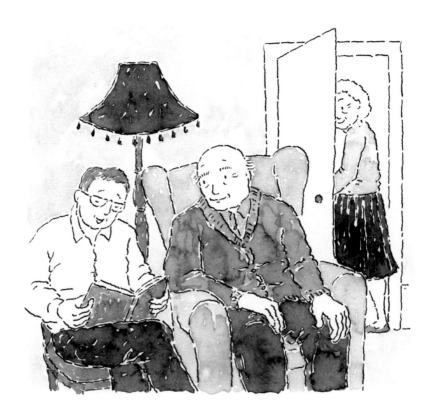

"Roedd angen seibiant ar fy ngwraig, ac roedd hynny'n gwneud lles i minnau hefyd. Weithiau byddai fy mab yn darllen fy hoff gerddi i mi."

SUT I HELPU: RHANNWCH Y GOFALU

"Mae gofalu am rywun â dementia yn anodd iawn – yn emosiynol ac yn gorfforol. Mae'n amhosibl gwneud y cyfan eich hun. Peidiwch â bod ag ofn gofyn i'ch teulu, i'ch ffrindiau ac i'ch cymdogion am help. Mae yna nifer mawr o sefydliadau a gwasanaethau i'ch cefnogi (gweler tt. 46–48).

Yn ogystal â chael help o'r tu allan, gofalwch eich bod yn cymryd seibiant yn gyson – neu mi fyddwch chi'n gwneud drwg i'ch iechyd chi eich hun ac yn methu ymdopi. Chewch chi neb mwy cariadus na fy ngwraig. Prin ein bod ni wedi treulio noson ar wahân mewn 60 mlynedd! Ond unwaith y gafaelodd dementia ynof i, roedd angen seibiant arni. Roedd hi'n cael amser 'arbennig' iddi hi ei hun bob dydd. Weithiau byddai'n mynd allan i weld ei ffrindiau, pan fyddai rhywun yn aros yn y tŷ gyda mi neu'n mynd â mi allan. O dro i dro câi benwythnos i ffwrdd, tra byddai fy mab neu fy merch yn aros efo mi. Byddai'n dod adref wedi cael ail wynt ac wedi'i hatgyfnerthu.

Un o'r adegau mwyaf anodd oedd pan ddaeth hi'n amser i mi fynd i gartref gofal. Dywedai fy ngwraig na fyddai'n gadael i hynny ddigwydd byth. Ond ddylai hi ddim teimlo'n euog. Roedd yn rhaid iddo ddigwydd. Erbyn hynny roedd hi wedi blino'n lân am fy mod i'n crwydro yn ystod y nos, ac roedd yn rhaid iddi gadw golwg arna i 24 awr y dydd, a gwneud bron popeth drosof fi. Doedd hi ddim yn ddigon cryf i gynnal hyn, ac roedd y sefyllfa'n mynd yn beryglus i'r ddau ohonon ni.

Rydw i'n cael pob gofal yma, ac mae fy nheulu a fy ffrindiau'n ymweld â mi. Pan fydd fy ngwraig yn ymweld mae'r wên ar ei hwyneb yn goleuo'r ystafell! Mae'n gwenu mwy rŵan oherwydd dydi hi ddim yn gorflino wrth ofalu amdana i drwy'r amser, a gallwn ni dreulio amser gwerthfawr gyda'n gilydd."

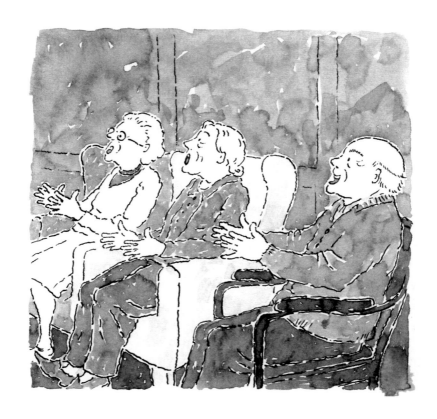

"Mae canu gyda'n gilydd yn hwyl fawr.
Mae hyd yn oed y rhai ohonon ni sy'n methu
sgwrsio yn gallu cofio geiriau ac alawon
caneuon!"

SUT I HELPU: GWEITHGAREDDAU DIFYR

"**M**ae gweithgareddau'n bwysig. Maen nhw'n fy nghadw i rhag diflasu. Pan fydda i'n diflasu rydw'n mynd yn ddrwg fy nhymer ac yn cynhyrfu. Ond o ran gweithgareddau, dydi'r un peth ddim yn gweddu i bawb. Nid dim ond rhywun sydd â dementia ydw i. Jac ydw i, ac mae gen i fy niddordebau, fy hoff bethau a fy nghas bethau fy hun.

Rydw i bob amser wedi bod wrth fy modd yn garddio. Byddwn i'n garddio gyda fy ngwraig, ac yng nghyfnod cynnar dementia, byddai fy nai yn mynd â mi i'w randir. Roeddwn wedi colli fy hyder ac ychydig yn bryderus am fynd, ond ar ôl cyrraedd yno roeddwn yn ei fwynhau. Yn y cartref gofal lle rydw i'n byw rŵan, rydw i'n helpu i ofalu am y planhigion tomatos yn y tŷ gwydr. Rydw i'n dal i fod wrth fy modd ag arogl tomatos, ac mae'n braf teimlo fy mod i'n gwneud rhywbeth defnyddiol.

Mae rhai'n mwynhau chwarae bingo. Ond dydw i erioed wedi'i hoffi. Canu gyda'n gilydd, dyna rydw i wrth fy modd yn ei wneud. Byddwn ni'n symud i'r caneuon, felly rydym ni'n cadw'n heini hefyd. Mae'n rhyfedd fy mod i'n gallu cofio geiriau caneuon yn iawn! Weithiau mae canu hefyd yn gallu fy ysgogi i siarad. Mae hynny'n uchafbwynt i mi ac i lawer ohonon ni.

Uchafbwynt arall ydi'r hyn maen nhw'n ei alw yn 'hel atgofion' – meddwl am yr amser a fu. Mae hynny'n fy nghysylltu â'r hen 'fi'. Mae fy merch wedi gwneud bocs atgofion â lluniau a phethau eraill ynddo. Mae chwilota ynddo'n dod ag atgofion yn ôl ac yn gwneud i mi wenu. Yn ein cartref gofal mae gennym ni 'ystafell y pumdegau', â dodrefn a phethau o'r cyfnod hwnnw, sy'n cynnwys radio, teipiadur a hen deganau fel y rhai roedden ni yn eu rhoi i'r plant. Weithiau byddwn ni'n gwylio hen ffilmiau rhyfel neu ffilmiau o hen gemau pêl-droed. Byddwn ni'n gwrando ar hen fiwsig bandiau hefyd. Rydw i'n mwynhau hynny. Mae'n mynd â fi'n ôl mewn amser."

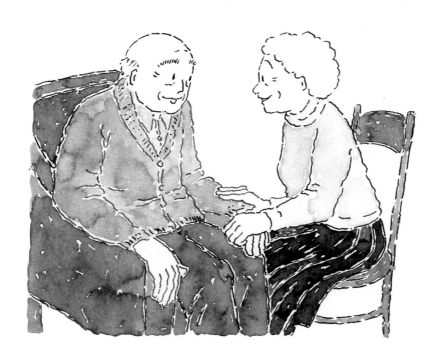

"Mae gweld wyneb sy'n gwenu yn gwneud
i mi deimlo'n dda. Mae gan fy ngwraig
wên hyfryd. Pan fydd hi'n gwenu, mi fydda
innau'n gwenu hefyd."

SUT I HELPU: GWENWCH!

"Wrth i mi golli'r gallu i ddeall ystyr y geiriau rydych chi'n eu dweud, mae sut rydych chi'n eu dweud nhw'n dod yn hollbwysig. Gall sut rydych chi'n siarad wneud i mi deimlo'n ofnus neu'n bryderus, neu wneud i mi deimlo'n ddiogel ac yn rhywun sy'n cael ei werthfawrogi.

Mae iaith eich corff, goslef eich llais a mynegiant eich wyneb yn cael effaith fawr iawn ar sut rydw i'n teimlo. Mae cyffyrddiad ysgafn wrth i chi siarad â mi fel arfer yn tawelu fy meddwl, a gall wneud i mi deimlo cysylltiad â chi. Weithiau os byddwch chi'n canu'n dawel i mi, mae'n fy helpu i ymlacio. Ond cofiwch, dydi hynny ddim yn digwydd bob amser.

Pan fydda i ddim yn deall ystyr geiriau, yr unig ffordd y galla i benderfynu a ydw i'n ddiogel ac a ydych chithau'n gyfeillgar ai peidio ydi *sut* rydych chi'n siarad a *sut* fynegiant sydd ar eich wyneb. Gwenwch os gwelwch yn dda! Mae'n fy helpu i deimlo'n ddiogel a fy mod yn cael fy ngwerthfawrogi. Mae'n gwneud i mi deimlo fel rhywun o bwys.

Unwaith mae ffeithiau wedi mynd o fy nghof, dim ond teimladau sydd ar ôl. A hyd yn oed os ydw i'n methu gwneud synnwyr o beth fyddwch chi'n ei ddweud, os siaradwch chi â mi yn dawel, yn gysurlon ac yn hapus, mae hyn yn gallu gwneud i mi deimlo'n dda. Mae'n bosibl y bydd yn anodd i chi wenu, yn arbennig os nad ydw i'n ymateb, ond mae'n bwysig i mi. Efallai y bydda i'n dal i fod yn gallu synhwyro brwdfrydedd a hiwmor caredig.

Maes o law, mae'n debyg y bydda i wedi anghofio popeth rydw i wedi'i ddysgu ers fy mabandod – ond mae hyd yn oed babanod yn ymateb i wên. Gwenwch, os gwelwch yn dda. Ond cofiwch, hyd yn oed os na fydda i, yn y diwedd, yn gwybod fawr mwy nag oeddwn i'n ei wybod pan oeddwn i'n blentyn, dydw i ddim yn blentyn, ac mae angen i mi gael fy mharchu fel oedolyn. Diolch."

Amgylcheddau dementia-gyfeillgar

Mae sawl ffordd o addasu'r amgylchedd i fod yn llai dryslyd, yn fwy diogel ac yn fwy cysurus i rywun sydd â dementia. Mae rhestr o rai ohonyn nhw isod. Mae rhai o'r rhain yn seiliedig ar ymchwil gan Ganolfan Datblygu Gwasanaethau Dementia Prifysgol Stirling. Chwiliwch am fanylion yn yr adran wefannau, t. 47.

- GOLAU – mae hwn yn bwysig iawn. Wrth i ni fynd yn hŷn bydd angen rhagor o olau arnom ni i weld yn glir. Gall golau gwael achosi i rywun â dementia fynd yn fwy dryslyd, a bydd yn fwy tebygol o syrthio. Rhowch fwy o olau, ar wahân i'r mannau lle rydych am i'r person ymlacio neu gysgu. Mae cael digon o olau dydd yn bwysig hefyd – i annog hwyliau da ac i gadw 'cloc y corff' i weithio'n iawn, sy'n helpu i gysgu'r nos. Agorwch y llenni i roi cymaint o olau dydd ag sy'n bosibl.
- SYNWYRYDDION GOLAU – Gallwch osod y rhain i oleuo pan fydd rhywun yn codi o'i wely yn y nos. Gallwch eu gosod i oleuo'r ystafell ymolchi, gan ddenu'r person tuag at y toiled. (Os ydi hi'n bosibl, trefnwch yr ystafell fel bod modd gweld y toiled o'r gwely.)
  - Mae golau'n gallu bod yn llachar a chreu cysgodion, sy'n gallu drysu rhywun â dementia. Ceisiwch osgoi lloriau sgleiniog sy'n hawdd eu camgymryd am loriau gwlyb, neu lieiniau bwrdd sgleiniog sy'n llachar.

- LLIWIAU GWRTHGYFERBYNIOL – defnyddiwch y rhain lle mae angen i bethau fod yn fwy amlwg i'r llygad:
  - Gallwch leihau 'damweiniau' wrth ddefnyddio'r tŷ bach trwy osod sedd o liw gwahanol ar y toiled, i dynnu sylw ato, ac i helpu'r un sydd â dementia i weld ble mae ymylon y toiled.
  - Defnyddiwch liwiau gwahanol ar y wal a'r llawr i'w gwneud hi'n amlwg ble mae'r llawr yn dechrau.
  - Peintiwch ganllawiau a rheiliau'r grisiau mewn lliwiau gwahanol i'r wal fel eu bod nhw'n hawdd eu gweld.
  - Defnyddiwch lestri a chyllyll a ffyrc o liwiau gwahanol fel bod modd gweld pob un yn unigol, ac felly eu bod yn haws eu gweld a'u defnyddio.

- PRYD Y DYLID OSGOI LLIWIAU GWRTHGYFERBYNIOL
  - Os ydi crwydro'n broblem, gallwch 'guddio' drysau nad ydych am i'r person eu defnyddio. Wrth beintio'r wal, y drws a'i fframwaith yr un lliw bydd y drws yn llai amlwg.
  - Peidiwch â gosod carped, papur wal neu lenni â siapiau mawr neu liwiau gwrthgyferbyniol: gall y rhain ddrysu rhywun â dementia wrth iddo'u 'camddarllen'.

- TAPIAU TRADDODIADOL – defnyddiwch y rhain, wedi'u labelu'n glir, poeth ac oer. Gall fod yn anodd adnabod tapiau modern.

- BYDDWCH YN OFALUS Â DRYCHAU – yng nghyfnodau olaf dementia, efallai na fydd y person yn ei adnabod ei hun yn y drych ac y bydd yn meddwl bod dieithryn yn yr ystafell. Os ydi hyn yn broblem, tynnwch y drychau neu eu cuddio.

- TECHNOLEG DDEFNYDDIOL – mae'n werth ystyried rhai o'r eitemau niferus sy'n gallu gwneud bywyd yn haws ac yn fwy diogel.
  - Gallech ofyn i'ch fferyllydd ddanfon meddyginiaeth i'r tŷ a'r rheiny wedi'u pacio'n barod yn eu dosau, â dyddiau'r wythnos ac adegau o'r dydd wedi'u nodi arnyn nhw. Mae blychau didoli tabledi awtomatig ar gael hefyd â larwm arnyn nhw sy'n bipian.
  - Mae plygiau arbennig ar gael sy'n rhwystro dŵr rhag gorlifo os ydi tap wedi'i adael ar agor ac yn newid lliw i rybuddio bod y dŵr yn rhy boeth.
  - Mae'n bosibl gosod teclynnau ar boptai trydan a nwy i'w diffodd yn awtomatig.
  - Mae 'teclynnau lleoli eitemau' yn gallu helpu i ddod o hyd i waled neu sbectol sydd ar goll.
  - Os ydi crwydro'n broblem, gofalwch fod yr un sydd â dementia bob amser yn cario cerdyn adnabod â rhifau argyfwng arno. Mae dyfeisiadau 'olrhain' amrywiol ar gael sy'n ein galluogi i ddod o hyd i rywun sydd ar goll.

Dementia – ffeithiau a ffigurau

Nid yw dementia yn salwch unigol: mae'r term yn disgrifio grŵp o symptomau sy'n cael eu hachosi gan nifer o glefydau sy'n gwneud niwed i'r ymennydd.

- Yn ôl yr Alzheimer's Society, mae dementia gan 850,000 o bobl yn y DU. Bydd y rhif hwnnw'n cynyddu i dros filiwn erbyn 2025. Mae tua 45,000 o bobl yn byw gyda dementia yng Nghymru. Yn UDA, yn ôl yr Alzheimer's Association, mae dementia gan 5.8 miliwn o bobl.
- Mae symptomau dementia yn cynnwys colli'r cof, hwyliau oriog, a phroblemau deall, rhesymu a chyfathrebu. Mae'r symptomau penodol yn dibynnu ar ba gyflwr sy'n achosi'r dementia.
- Er nad yw dementia yn rhan o'r broses arferol o heneiddio, mae gan amlaf yn effeithio ar bobl hŷn. Mae dementia gan un o bob chwech dros 80 oed. Mae'n bosibl i ganran fechan o bobl iau ei gael hefyd.
- Mae dwy ran o dair o'r bobl sydd â dementia yn ferched.
- Nid yw'r rhan fwyaf o fathau o ddementia yn gyflyrau etifeddol, ac os ydi'ch rhieni yn datblygu dementia yn eu henaint, mae'n bur annhebygol y byddwch chi yn ei ddatblygu.
- Gall dementia effeithio ar unrhyw un – dynion a merched, pobl sydd wedi treulio'r rhan fwyaf o'u

hoes yn gweithio gyda'u dwylo neu bobl sydd wedi gweithio mwy gyda'u hymennydd. Mae hyd yn oed wedi effeithio ar bobl fel Iris Murdoch a Terry Pratchett, awduron poblogaidd â meddyliau disglair a chreadigol, a David Parry-Jones, y darlledwr.

- Hyd yn hyn nid oes gwellhad, ond mae ymchwil i gyffuriau, brechiadau a thriniaethau posibl eraill yn parhau.
- Mae ymchwil yn awgrymu bod bwyta'n iach, gwneud ymarfer corff yn rheolaidd, yfed yn gymedrol, peidio ag ysmygu a chadw'n weithgar yn gymdeithasol ac yn feddyliol wrth heneiddio yn lleihau'r risg o ddatblygu clefyd Alzheimer a dementia fasgwlar.

Mathau gwahanol o ddementia

CLEFYD ALZHEIMER

Clefyd Alzheimer yw achos mwyaf cyffredin dementia. Mae hwn wedi'i enwi ar ôl y niwrolegydd o'r Almaen, Alois Alzheimer. Mae clefyd Alzheimer gan fwy na hanner y rheiny sydd â dementia. Mae newidiadau cemegol a ffurfiannol yn digwydd yn yr ymennydd, ac yn raddol mae hyn yn gwneud mwy a mwy o niwed iddo. Mae math o brotein, sef amyloid, yn creu dyddodion, sef 'placiau'. Bydd 'clymau' o ffilamentau yn datblygu ac yn lladd celloedd yr ymennydd. Er nad oes gwellhad, mae rhai meddyginiaethau yn gallu arafu ei ddatblygiad mewn rhai pobl.

DEMENTIA FASGWLAR

Yr ail fath mwyaf cyffredin o ddementia ydi dementia fasgwlar (term cynhwysfawr am sawl math o ddementia mae trafferthion â'r system fasgwlar yn ei achosi). Y system fasgwlar ydi'r system cyflenwad gwaed: os oes rhywbeth yn amharu ar lif y gwaed i'r ymennydd – o ganlyniad i strôc, cyfres o fân strociau neu ddifrod i'r pibelli gwaed yn ddwfn yn yr ymennydd – mae celloedd yr ymennydd yn marw, sy'n gallu arwain at ddementia fasgwlar. Gall cyflyrau fel pwysedd gwaed uchel, problemau'r galon, lefelau colesterol uchel a diabetes gynyddu'r tueddiad i gael y dementia hwn, ac mae angen eu trin. Mae datblygiad dementia fasgwlar yn wahanol i ddatblygiad clefyd Alzheimer: yn hytrach na dirywiad graddol, mae'n gwaethygu fesul cam – bydd y symptomau fel arfer yn aros yn gyson am gyfnod, ac yna'n gwaethygu.

DEMENTIA CYMYSG

Mae gan rai pobl fwy nag un math o ddementia, er enghraifft clefyd Alzheimer a dementia fasgwlar. Dementia cymysg yw'r enw ar hyn.

CREBACHU CORTIGOL ÔL (PCA: *POSTERIOR CORTICAL ATROPHY*)

Mae'r math hwn o glefyd Alzheimer yn effeithio ar gefn yr ymennydd, lle mae prosesu gweledol yn digwydd. Mae'r bobl sy'n dioddef o PCA yn colli'r gallu i adnabod lliwiau, siapiau ac wynebau, a'r gair ysgrifenedig. Yn aml mae colli'r cof yn datblygu ddim ond pan mae'r clefyd wedi datblygu. Dyma'r math o glefyd Alzheimer a oedd gan yr awdur Terry Pratchett.

DEMENTIA GYDA CHYRFF LEWY (DLB)

Ceir dementia gyda chyrff Lewy mewn tua 10 y cant o bobl hŷn sydd â dementia. Dyddodion mân o brotein sy'n datblygu mewn celloedd nerfau yw cyrff Lewy (sydd wedi'u henwi ar ôl y meddyg a'u darganfu). Mae cyrff Lewy hefyd yn ymennydd pobl sydd â chlefyd Parkinson: yn aml mae gan bobl â DLB symptomau clefyd Alzheimer (fel colli'r cof a sgiliau rhesymu) a chlefyd Parkinson (fel stiffrwydd a chryndod). Yn aml iawn maen nhw'n gweld pethau nad ydyn nhw'n bod.

DEMENTIA BLAENARLEISIOL

Mae dementia blaenarleisiol (*fronto-temporal dementia*) yn fath lled brin o ddementia. Gall gael ei achosi gan amrywiaeth o gyflyrau sy'n gwneud niwed i'r llabed flaen a/neu labed yr arlais (tu blaen a/neu ochrau'r ymennydd). Y rhain yw'r rhannau sy'n ymwneud ag ymddygiad, emosiwn ac iaith, ac mae symptomau dementia blaenarleisiol yn cynnwys newidiadau mewn ymddygiad (fel dechrau ymddwyn mewn ffyrdd amhriodol, dilyffethair) a thrafferthion iaith. Cysylltir dementia blaenarleisiol yn arbennig â phobl dan 65 oed, ac mewn rhwng traean a hanner yr achosion, mae'r cyflwr yn rhedeg mewn teuluoedd. Yn ei gyfnodau olaf mae'r symptomau'n debyg i glefyd Alzheimer.

SYNDROM DOWN

Mae'r bobl sydd â syndrom Down mewn perygl o ddatblygu dementia. Mae clefyd Alzheimer gan 50 y cant o bobl yn eu 60au sydd â syndrom Down.

Cael help

Mudiadau a gwefannau defnyddiol

Os ydych chi'n gofalu am rywun â dementia, mae angen help arnoch chi. Nid oes angen i chi geisio ymdopi ar eich pen eich hun. Yn ogystal â chael help gan deulu a ffrindiau, gallwch gael gwybodaeth a chefnogaeth o sawl cyfeiriad gan gynnwys gwasanaethau iechyd, gwasanaethau cymdeithasol a mudiadau gwirfoddol. Gallwch ddefnyddio'r gwefannau isod i gael gwybodaeth a chyngor, ac i gael gwybodaeth am grwpiau cefnogi gofalwyr sydd yn eich ardal chi.

Y Deyrnas Unedig

Alzheimer's Society
Devon House
58 St Katharine's Way
Llundain
E1W 1LB
Llinell gymorth: 0300 222 1122
Rhif ffôn: 020 7423 3500
E-bost: enquiries@alzheimers.org.uk
Gwefan: www.alzheimers.org.uk

Alzheimer's Society (Cymru)
16 Columbus Walk
Glanfa Iwerydd
Caerdydd
CF10 4BY
Rhif ffôn: 02920 480593

Alzheimer's Society (Northern Ireland)
Unit 4 Balmoral Business Park
Boucher Crescent
Belfast
BT12 6HU
Llinell gymorth: 028 90664100
E-bost: nir@alzheimers.org.uk

Alzheimer Scotland
22 Drumsheugh Gardens
Caeredin
EH3 7RN
Llinell gymorth: 0808 808 3000
Rhif ffôn: 0131 243 1453
E-bost: alzheimer@alzscot.org
Gwefan: www.alzscot.org

Dementia Services Development Centre
Iris Murdoch Building
University of Stirling
Stirling
FK9 4LA
Llinell gymorth: 01786 467740
Gwefan: www.dementia.stir.ac.uk
(Ar y wefan hon gallwch fynd ar daith rithwir
ddefnyddiol o gwmpas ystafelloedd dementia-gyfeillgar.)

Gweriniaeth Iwerddon

The Alzheimer Society of Ireland
National Office
Temple Road
Blackrock
Co Dublin
Llinell gymorth: 1 800 341 341
Rhif ffôn: (01) 207 3800
E-bost: helpline@alzheimer.ie
Gwefan: www.alzheimer.ie

UDA

Alzheimer's Association
Alzheimer's Association National Office
225 N. Michigan Ave.
Fl. 17
Chicago
IL 60601
Cylchgrawn: *Alzheimer's & Dementia:*
The Journal of the Alzheimer's Association
Llinell gymorth 24/7: 1.800.272.3900
Gwefan: www.alz.org

Canada

Alzheimer Society of Canada
20 Eglinton Avenue West, 16th Floor
Toronto
Ontario
M4R 1K8
Rhif ffôn: 416-488-8772
E-bost: info@alzheimer.ca
Gwefan: www.alzheimer.ca

Awstralia

Alzheimer's Australia
Australia National Office
1 Frewin Place
Scullin
ACT, 2614
Llinell gymorth: 1800 100 500
Rhif ffôn: (02) 6254 4233
E-bost: nat.admin@alzheimers.org.au
Gwefan: www.fightdementia.org.au

Seland Newydd

Alzheimers New Zealand
National Office
4–12 Cruickshank St
PO Box 14768
Kilbirnie
Wellington 6241
Llinell gymorth: 0800 004 001
Rhif ffôn: 04 387 8264
E-bost: nationaloffice@alzheimers.org.nz
Gwefan: www.alzheimers.org.nz